SUR UN CAS

DE

TUMEUR CONGÉNITALE

DE LA RÉGION ANO-COCCYGIENNE

AYANT NÉCESSITÉ UNE EMBRYOTOMIE

PAR

F. LECLERC

Interne de la Maternité.

Mémoire lu à la Société des Sciences médicales de Lyon

LYON

ASSOCIATION TYPOGRAPHIQUE

F. PLAN, RUE DE LA BARRE, 12.

1885

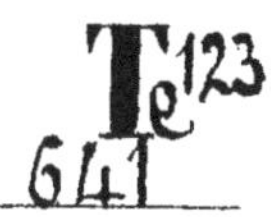

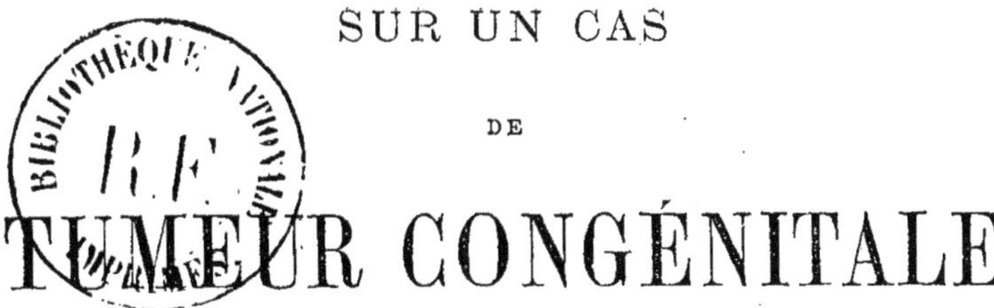

SUR UN CAS

DE

TUMEUR CONGÉNITALE

DE LA RÉGION ANO-COCCYGIENNE

AYANT NÉCESSITÉ UNE EMBRYOTOMIE

PAR

F. LECLERC

Interne de la Maternité.

Mémoire lu à la Société des Sciences médicales de Lyon

LYON
ASSOCIATION TYPOGRAPHIQUE
F. PLAN, RUE DE LA BARRE, 12.

1885

SUR UN CAS

DE

TUMEUR CONGÉNITALE DE LA RÉGION ANO-COCCYGIENNE

AYANT NÉCESSITÉ UNE EMBRYOTOMIE

Marie M..., 29 ans, mariée, multipare, entre à la Charité le 10 décembre 1884, à 6 heures du soir, accusant de fortes douleurs depuis le matin.

La pelvimétrie pratiquée aussitôt démontre que le bassin de cette femme n'est point rétréci. En effet, par le toucher pratiqué avec un seul doigt, on n'atteint pas le promontoire. D'autre part, on note du pubis à la face postérieure du sacrum (diamètre conjugué externe), 19 centimètres 1/2 : d'une crête iliaque à l'autre, 26 centimètres ; d'une épine antéropostérieure à l'autre, 24 centimètres. Le squelette est d'ailleurs bien conformé.

Marie M... a été interrogée sur ses antécédents pathologiques héréditaires ou personnels avant et après son accouchement. Cet interrogatoire n'a relevé aucun cas de monstruosité ni chez ses ascendants, ni chez ses descendants.

Elle a eu cinq grossesses antérieures à terme. Deux de ses enfants sont vivants et bien portants. Des trois autres, l'un serait mort de la coqueluche, et les deux autres d'un *transport au cerveau.*

Pendant les deux ou trois mois qui précédèrent la fin de chacune des cinq grossesses, Marie M... eut de l'œdème des membres inférieurs qui, chaque fois, disparut quelques jours après l'accouchement.

Les accouchements antérieurs n'ont rien présenté de particulier, si l'on en excepte le premier : celui-ci, s'il faut en croire Marie M..., aurait été à peine effectué par les seules forces de la nature, qu'elle fut prise de crises qui se répétèrent six fois de suite et qui la laissèrent quarante-huit heures sans connaissance (éclampsie probable). Elle fut traitée par le docteur Dupuis (d'Oullins), qui la soumit à la diète lactée pendant 1 mois 1/2.

A son entrée à la Maternité, on constate ce qui suit : ventre très volumineux, mais assez mou. Malgré cette mollesse, on songe volontiers à une grossesse gémellaire, car un œdème considérable occupe non seulement les membres inférieurs, mais a envahi la région sus-pubienne. Les urines extraites avec la sonde donnent, par la chaleur et l'acide nitrique, un précipité d'albumine extrêmement abondant, précipité lourd, caillebotté, tombant en masse au fond du verre à expérience. Aucune partie fœtale n'est distincte par la palpation. A l'auscultation on entend un léger souffle placentaire, mais les battements du cœur fœtal sont vainement cherchés.

Marie M... déclare n'avoir pas senti depuis plusieurs jours les mouvements de son enfant, qu'elle percevait très bien auparavant, quoique faiblement.

Par le toucher, on trouve la dilatation à 5 francs. La poche des eaux est volumineuse, la partie fœtale très élevée. Pendant l'examen, pratiqué par une élève sage-femme, une petite partie tombe sur le doigt explorateur et flotte dans le liquide amniotique. On s'aperçoit bientôt qu'il s'agit d'un bras, et l'on reconnaît l'existence d'une présentation transversale en acromio-iliaque droite de l'épaule droite, plan antérieur en avant.

A sept heures du soir, l'orifice étant absolument dilatable, on décide la version, qui, ne paraissant pas présenter de difficultés particulières, est commencée par une élève sage-femme. Celle-ci introduit la main droite, rompt la poche des eaux très haut et à gauche, et cherche les pieds du même côté. La main est bien vite arrêtée par une partie volumineuse, molle, rénitente, qui donne une sensation assez analogue à celle de l'enfant. Ne trouvant pas les pieds à gauche, l'élève cherche à droite, où elle rencontre la tête. Fixée sur la position, elle ramène sa main à gauche, toujours à la recherche des membres inférieurs. Après dix minutes de vaines tentatives, la main paralysée par des manœuvres infructueuses, l'élève se retire et me cède la place.

Je constatai la présence de cette même partie volumineuse sans toutefois pouvoir me rendre un compte exact de l'anomalie en face de laquelle j'étais placé.

J'atteins enfin, non sans peine, du côté gauche, une petite partie. Après un moment d'hésitation, je sens qu'il s'agit d'un pied, mais d'un pied très petit, muni d'orteils si courts qu'ils sont à peine détachés les uns des autres, et appendu à un membre inférieur, lui-même très court. J'exerçai une traction sur ce pied, et bien que je réussisse à lui faire franchir l'orifice vaginal du col, je m'aperçus sans peine que l'évolution fœtale ne s'était point faite, ou tout au moins quelle s'était faite très incomplètement. Aussi le pied en question resta enfoui dans le vagin, et il me fut impossible de le fixer par un lacs. Je continuai néanmoins les tractions jusqu'à ce qu'une fracture produite au niveau des malléoles m'eût obligé à tirer sur le genou. Vains efforts. A mon tour je cède la place à une religieuse sage-femme, qui, ne pouvant tirer sur le pied cassé, va à la recherche de l'autre pied qu'elle amène dans le vagin, mais qu'elle essaie inutilement de fixer par un lacs. Nouvelle traction, nouvel insuccès. Quatrième tentative faite par une autre religieuse sage-femme, qui, à l'aide de la main droite introduite dans l'utérus et de la main gauche appliquée sur la région hypogastrique, cherche à faire refouler la partie volumineuse pour obtenir l'évolution fœtale. Cette tentative fut aussi infructueuse que les précédentes. Il était huit heures ; les manœuvres avaient duré une heure. On fait prévenir M. le professeur agrégé Levrat, chargé provisoirement du service de la Maternité, à la place de M. Vincent, chirurgien-major de la Charité. M. Levrat vient avec M. Fochier, ex-chirurgien-major de la Charité. Il est neuf heures du soir.

Marie M... est transportée sur le lit d'opérations et soumise à l'anesthésie par l'éther.

MM. Fochier et Levrat, pratiquant le toucher, trouvent les deux pieds dans le vagin et constatent également du côté gauche la présence d'une grosse masse sur la nature de laquelle il leur est impossible de se prononcer. Toutefois M. Fochier émet l'hypothèse d'une tumeur kystique du rein et se dispose à renouveler les tractions qui jusque-là, on l'a vu, avaient été tout à fait inefficaces.

Il ne réussit qu'à produire une fracture par arrachement de la jambe qui, dans les manœuvres précédentes, avait échappé à cet accident, et ne tarde pas à se convaincre de l'inutilité, et même de l'impossibilité de nouvelles tentatives de ce genre. C'est alors qu'avec le crâniotome de Blot, il perfore l'abdomen par le périnée dans l'espérance de voir s'écouler un liquide quelconque. Cette ponction fut à peu près sèche. Après avoir retiré l'instrument, l'opérateur introduit les doigts dans l'anus agrandi et amène successivement des fragments de rein et de tissu morbide, comme l'examen le démontra plus tard. Espérant que peut-être cette éviscération faciliterait l'extraction du fœtus, M. Fochier eut l'idée de tenter des tractions sur le pubis en y fixant le bec d'un crochet mousse, mais il lui fut impossible de fixer suffisamment l'instrument. Avec le concours de M. Levrat, il procède à de nouvelles investigations dans l'espoir de faire un diagnostic sur lequel reposeront les manœuvres ultérieures. La main est donc enfoncée plus profondément dans l'utérus. Après une série d'investigations répétées successivement plusieurs fois par les deux opérateurs, on parvient à atteindre une partie fœtale qui, située très haut dans l'utérus, a la forme d'un arc à concavité supérieure. Cette partie, moins volumineuse, est jetée comme un pont entre deux masses arrondies, qu'elle relie l'une à l'autre et qui sont situées, l'une dans le flanc gauche, et l'autre dans le flanc droit de la mère.

L'existence d'une crête osseuse sur la concavité de cet isthme fœtal donne à M. Fochier la notion certaine d'une colonne vertébrale. On émet alors tout naturellement l'hypothèse d'un monstre double, les deux fœtus étant reliés soit par le siège, soit par le tronc, et M. Fochier se dispose à sectionner ce plan incurvé qui sépare les deux masses principales. Pour ce faire, il fixe un doigt en crochet sur la partie la plus déclive de la concavité supérieure, et avec l'autre main il introduit le crochet de Braun destiné à remplacer son doigt. Cette manœuvre n'a pas été une des moins pénibles, à cause de la hauteur considérable du point à atteindre.

Quand il eut poussé le crochet jusque sur la colonne vertébrale, le manche de l'instrument refoulait la vulve, de sorte que l'extrémité supérieure ne se trouvait pas à moins de 60 centimètres de cet organe. Il fut d'ailleurs impossible de fixer suffisamment le crochet, qui lâchait dès qu'on exerçait une traction. — La même difficulté surgit lorsque M. Fochier, dans l'impossibilité d'utiliser le crochet de Braun, essaie de placer le crochet en gouttière de l'appareil à ficelle de Thomas. Aussi dut-il remplacer ces deux instruments par les longs crochets aigus de faible dimension au moyen desquels il put saisir le pont ostéo-membraneux. Exerçant alors de fortes tractions, il put, par des déchirures successives, rompre les parties molles, après quoi il sectionna la colonne vertébrale au moyen des ciseaux embryotomes.

Cette section opérée, l'opérateur extrait avec la plus grande facilité une grosse masse informe à laquelle est suspendu ce qui reste des deux membres inférieurs. Nouvelle hypothèse d'un monstre acéphale uni à un autre fœtus, et, comme on va le voir, nouvelle erreur. — M. Fochier, en effet, ayant de nouveau introduit la main dans l'utérus, amena sans peine à la vulve un tronc qui fut suivi d'une tête dont le dégagement s'effectua par la plus légère traction, bien que les bras fussent défléchis et entièrement relevés.

Après le dégagement de la tête, il se produisit une hémorrhagie qui nécessita pendant quelques instants la compression de l'aorte. Le placenta étant adhérent, M. Fochier fit le décollement artificiel, qui fut terminé à dix heures et demie. Les manœuvres avaient donc duré une première fois une heure, et une deuxième fois une heure et demie. Le délivre était très gros, puisqu'il pesait 950 grammes. Pour en finir avec la mère, disons que, malgré un lavage interne antiseptique fait immédiatement après la délivrance, elle fut prise dès le lendemain de frissons et de vomissements, premiers symptômes d'une septicémie puerpérale grave qui dura plusieurs semaines, mais qui heureusement tourna à bien. Le 5 février, en effet, la malade quittait l'hôpital complètement guérie, ses urines ne contenant plus d'albumine depuis plusieurs semaines. Il n'y a pas lieu d'être étonné de cette complication, si l'on songe que la malade était albuminurique, que son utérus dut subir l'introduction 15 ou 20 fois répétée de six mains différentes, que, enfin, l'état sanitaire de la Maternité laissait alors un peu à désirer.

Revenons au petit monstre. En ajoutant l'une à l'autre les deux parties successivement extraites de l'utérus, on s'aperçoit que l'on a affaire à un fœtus qui porte à la région anococcygienne une énorme tumeur globuleuse sur laquelle il est pour ainsi dire assis. Il est légèrement macéré et n'est pas tout à fait à terme. A la main, en effet, les ongles ne dépassent pas le bout des doigts, mais affleurent simplement l'extrémité de la pulpe digitale. Le point d'ossification du fémur manque : on voit simplement à l'endroit où il apparaîtra une petite surface manifestement plus vasculaire que les points voisins. L'abdomen est anormalement développé et contraste par son volume avec les membres inférieurs, qui sont très petits et très courts. Les poumons et les autres viscères sont normaux, sauf les reins dont les bassinets et les calices paraissent un peu dilatés, mais cette dilatation légère n'est pour rien dans le volume de l'abdomen.

A la partie supérieure de la tumeur, on trouve des parcelles osseuses qui représentent la terminaison de la colonne vertébrale et les divers os du bassin. La section faite avec les ciseaux embryotomes a porté immédiatement au-dessus de la face supérieure de la tumeur. Mais ces parties osseuses sont en partie broyées et perdues au milieu des masses molles qui composent la tumeur. Celle-ci est grosse comme deux têtes de fœtus à terme. Elle pèse 950 grammes. Elle est ronde, molle, rénitente et entourée d'une coque fibreuse sur laquelle serpentent de gros vaisseaux. Cette coque fibreuse est recouverte par la peau amincie et violacée qui se continue sur les différents points du pourtour de la masse avec la peau des organes voisins. Il n'y a pas de pédicule, la tumeur adhérant aux parties fœtales par une large base d'application. L'anus et les organes génitaux qui appartiennent à un fœtus mâle sont situés à la partie supérieure et antérieure de la tumeur. Il est impossible de préciser davantage les rapports de ces organes avec cette dernière, à cause de l'attrition des tissus. A la coupe, le parenchyme de la tumeur paraît sarcomateux. Certains points présentent une bouillie grisâtre semblable à la pulpe de l'encéphaloïde. D'autres points sont très vasculaires. Enfin, il existe çà et là des kystes, les uns gros comme une noix, les autres comme une petite mandarine renfermant un liquide incolore.

Nous avons pratiqué l'examen histologique dans le laboratoire de notre maître, le professeur Renaut. Notre collègue et ami Françon, préparateur au laboratoire d'anatomie pathologique, a bien voulu nous prêter son concours dans cet examen.

Avouons-le, nos coupes n'ayant porté que sur trois points différents de cette volumineuse production pathologique, on peut certainement nous reprocher de n'avoir pas examiné plusieurs points. Le manque de temps nous a empêché de le faire, mais il y a là une lacune que nous nous plaisons à signaler, d'autant plus que, — ce dont nous nous sommes assuré par la lecture d'examens histologiques de faits semblables, — l'on peut parfois trouver dans ces tumeurs les éléments les plus disparates et les plus divers.

Quoi qu'il en soit, voici le résultat de notre examen. Partout ou presque partout on rencontre un réticulum très fin, grisâtre, à mailles très délicates, excessivement abondant en certains points, constitué par de la fibrine qui provient probablement d'hémorrhagies antérieures. D'ailleurs, dans beaucoup de points on trouve des globules rouges du sang.

En second lieu, il existe des cellules petites, rondes, dont le noyau se colore bien avec le picro-carmin. Ces cellules forment avec le réticulum précédemment signalé la composition complète d'un certain nombre de points.

Ailleurs ces cellules ont dépassé le stade embryonnaire, se sont allongées et présentent toutes les phases intermédiaires entre la cellule embryonnaire type et la cellule du tissu conjonctif. Dans les points où existent ces cellules fusiformes, on constate du tissu fibreux coloré en rose en plus ou moins grande abondance.

Sur deux préparations nous avons pu voir des îlots constitués uniquement par des cellules cartilagineuses, se détachant très nettement sur le reste de la préparation.

Il existe enfin quelques fibres musculaires lisses.

Tel est le cas que nous soumettons à nos lecteurs, cas rare ayant donné lieu à une intervention encore bien plus rare, sur laquelle nous nous proposons de revenir dans un instant.

J'ai dit : cas rare. Pendant les six années que M. Fochier a passé à la Maternité, où il se fait en moyenne 1,200 accouchements par an, il ne lui a pas été donné d'observer de cas semblables. Toutefois ces cas sont loin d'être exceptionnels et il en existe un grand nombre d'observations relatées dans des thèses ou dans des revues médico-chirurgicales ou obstétricales (Voyez l'Index bibliographique de Charpentier, *Traité d'accouchements*, IIe volume et le nôtre placé à la fin de cette observation).

La seule thèse de Molk, de Strasbourg (1868), inspirée par Stolz et qui est le travail clinique le plus complet qu'on ait publié sur ce sujet, contient 107 observations dont plusieurs, il est vrai, sont très succinctes.

Mon intention n'est pas d'insister sur la nature de ces productions pathologiques. Cette question n'est point de ma compétence, et je ne saurais mieux faire que de renvoyer les lecteurs intéressés aux mémoires de Duplay et de C. Paul (voyez index bibliographique). Le premier de ces auteurs admet cinq variétés de tumeurs congénitales de la région ano-coccygienne :

1° Des kystes ou hygromas sacrés, presque toujours pédiculés et situés à la pointe du coccyx ;

2° Des sarcomes et des cysto-sarcomes. Dans cette catégorie, il fait rentrer les cysto-fibromes décrits par quelques auteurs. D'ailleurs, pour lui, un certain nombre de ces tumeurs réunies sous ce deuxième chef sont dues à une inclusion fœtale ;

3° Des lipomes qui sont très rares ;

4° Les tumeurs caudales allongées en forme de queue et constituées ou par de la graisse ou par des vertèbres coccygiennes supplémentaires ;

5° Des tumeurs décrites sous des noms divers, renfermant à la fois tous les éléments des variétés précédentes, pouvant même présenter des cartilages, des sels calcaires, des os, des fibres musculaires lisses et striées, et même des éléments glandulaires, ce qui fait admettre à certains auteurs que quelques-unes de ces tumeurs dérivaient de la glande de Luschka. C'était le cas de la tumeur observée par le docteur Hyvert (de Lyon), en 1873, et dont l'examen anatomo-pathologique fut fait par M. le docteur Mollière. Pour C. Paul et Duplay, un grand nombre de ces cas sont des inclusions fœtales. De l'avis de tous les auteurs qui ont écrit sur cette question, il est impossible pendant la grossesse de reconnaître l'existence de ces tumeurs. Lorsqu'à la fin de la grossesse, l'attention a été attirée par le volume de l'abdomen, par un œdème des membres inférieurs et des parois abdominales, on a songé à une grossesse gémellaire. Pendant le travail, lorsqu'on a pu introduire la main dans l'utérus, on s'est arrêté le plus souvent à l'idée d'un monstre double. Bref, le diagnostic n'a presque jamais été fait qu'après l'accouchement.

Il résulte des nombreuses observations de Molk que les enfants naissent souvent avant terme. Parmi eux, on trouve beaucoup de mort-nés. La survie de ceux qui naissent vivants est, en général, de courte durée. Toutefois, Stolz vit un cas de tumeur congénitale ano-coccygienne chez un conscrit. Monod et Brissaud ont observé un cas analogue chez une jeune fille de 21 ans (voyez *Progrès médical*, 1877, p. 469). Si l'on compulse les observations qui ont été publiées pour se faire une idée de l'influence de ces tumeurs sur la parturition, on est étonné de la rareté des cas de dystocie. Ainsi, des 107 cas rapportés par Molk, 16 seulement nécessitent une intervention active. 15 fois des tractions énergiques suffirent pour opérer l'extraction. Une seule fois, on fit la ponction de la tumeur qui s'affaissa presque aussitôt, et l'accouchement se termina heureusement.

« Les tumeurs fœtales, dit Playfair (*Traité d'accouche-* « *ment*), ont rarement un volume suffisant pour constituer « des obstacles formidables à l'accouchement, et la plupart « sont très compressibles. »

De son côté, Hergott (de Nancy), dans sa thèse d'agrégation sur les maladies fœtales qui peuvent faire obstacle à l'accouchement, nous dit : « Les tumeurs coccygiennes so- « lides atteignent bien rarement un assez gros volume pour « gêner la sortie de l'enfant. » Il est de fait que, dans la plupart des observations que nous avons passées en revue, les tumeurs avaient un volume bien moins considérable que celui qu'il nous a été donné d'observer. D'ailleurs, à part le volume des tumeurs, il y a une circonstance qui a certainement une grande influence sur la manière dont peut se faire l'accouchement : c'est le *mode de présentation*. Cette circonstance n'a pas échappé à Hergott : « Si, dit-il, les enfants « se présentent par le siège, la tumeur sera aplatie sur le « détroit, et en partie refoulée en haut ; elle doublera l'épais- « seur de l'abdomen, rendra l'engagement plus difficile, « tandis que si l'enfant vient par la tête, ce *qui a lieu pres-* « *que toujours*, la tumeur se loge entre les extrémités inté- « rieures et s'allonge pour passer par la filière du bassin. »

Nous adoptons pleinement cette manière de voir, mais nous trouvons incomplète la restriction faite par l'auteur. Pourquoi ne nous parle-t-il pas des présentations transversales ? D'abord, sans doute, parce qu'elles sont, dans l'espèce, tout à fait exceptionnelles. Il a soin de nous le dire, et nous allons, les chiffres en main, le démontrer facilement. En second lieu, dans sa pensée, les présentations transversales pourront toujours être corrigées par une version faite à temps, et alors on se trouvera dans les conditions d'une présentation du siège. Les conditions seront même plus favorables, puisque, dans l'hypothèse d'une version heureusement effectuée, le volûme de l'abdomen du fœtus sera diminué de toute l'épaisseur d'un membre inférieur au moins. Malheureusement la version n'est pas toujours possible : notre cas en est un exemple frappant, car, faite avant la rupture de la poche des eaux dans un bassin nullement rétréci, elle n'a pu produire l'engagement du siège malgré des tractions énergiques et répétées. Il y avait donc dans le cas particulier une difficulté que n'a pas prévue Hergott, ni, à notre connaissance, aucun des auteurs de nos traités classiques d'accouchement, auteurs français tout au moins, ou auteurs étrangers traduits en français.

C'est qu'en effet, comme nous le disions il y a un instant, les présentations transversales dans les cas de tumeurs fœtales de la région ano-coccygienne sont absolument exceptionnelles. Témoins les chiffres suivants : dans les 107 cas de Molk, la présentation, toutes les fois qu'elle est indiquée, est une présentation du sommet. Veling, dans une thèse antérieure faite à Strasbourg en 1846 sous l'inspiration de Stolz, cite 16 observations parmi lesquelles nous n'avons pas rencontré une seule présentation du tronc. Nous avons trouvé çà et là quelques présentations du siège. Ce mode de présentation du siège existait dans le cas publié par Guibout dans la *Gazette hebdomadaire* de 1857, cas sur lequels nous reviendrons à cause de l'intervention particulière qu'il a suscitée.

Bref, nous n'avons pu récolter dans la littérature obstétricale française que deux cas de présentation de l'épaule, un cas rapporté par de Soyre dans les *Archives de tocologie* de 1874. L'enfant était à terme, et il a vécu. La tumeur, dit l'auteur, ressemblait à une grosse pomme de terre. Vu son volume relativement petit, la version et l'extraction furent très faciles.

Le deuxième cas appartient à Charpentier, et il est rapporté dans la thèse de Hergott. Il s'agissait d'un fœtus de six mois et demi. La version fut facile ; mais pendant les tractions qui la suivirent, il se produisit une rupture du pédicule de la tumeur. Charpentier, appelé à ce moment, crut à la présence d'un second fœtus dans l'utérus. Il introduit la main à la recherche des parties fœtales qu'il ne trouve pas, contourne par derrière toute la masse de la tumeur qu'il parvient à entraîner sans difficulté notable et d'un seul bloc. Elle avait le volume d'une tête de fœtus à terme.

D'où vient, dans l'espèce, la rareté des présentations transversales? Sans doute de ce que ces tumeurs, quand elles sont volumineuses, augmentent la longueur de l'arc longitudinal de l'ovoïde fœtal, de telle façon que cet arc se met en rapport avec le plus grand axe de l'ovoïde maternel, et non pas avec son axe transversal.

De sorte que, théoriquement, les présentations transversales ne sont possibles qu'autant que la tumeur est relativement petite (cas de Soyre), ou bien que le fœtus n'est pas à terme, ce qui revient au même (cas de Charpentier), ou bien enfin que le bassin est relativement très large, et protégé par des parties molles très extensibles. C'était sans doute le cas de notre malade, qui, en sa qualité de multipare, présentait des parois abdominales très flasques, et chez laquelle la cavité pelvienne doit être très spacieuse, puisque la double extraction de la tumeur très volumineuse et de la tête fœtale se fit avec la plus grande facilité.

Revenons à l'intervention, qui fut faite avec un plein succès. Et d'abord, voyons ce que conseillent de faire, en pareille occurrence, les différents auteurs. Tous sont assez brefs à ce sujet.

Veling, dont le nom est déjà sorti de notre plume, reconnaît l'insuffisance des procédés indiqués par lui. Ces procédés sont la ponction dans le cas de tumeurs liquides, et les tractions dans le cas de tumeurs solides. Joulin, Nægelé et Grenser, Playfair, Charpentier, Hergott ne consacrent que quelques lignes à la description des divers procédés qu'ils conseillent. Il n'y a pas lieu de s'en étonner beaucoup, puisque, ainsi qu'ils le font remarquer, les tumeurs congénitales de la région ano-coccygienne ne donnent que rarement lieu à une intervention sérieuse. Tous se répètent donc et disent : Si la tumeur est liquide, *ponctionnez-la* ; si elle est solide, *tirez*, et, si cela est nécessaire, *opérez la fragmentation.* Rien de mieux, si, comme dans l'immense majorité des cas, la tumeur n'est pas trop volumineuse, et si, surtout, elle se présente en plein dans l'axe pelvien à la suite du tronc déjà extrait. Dans ce cas, qui est la règle, les chiffres sont là pour l'attester, il est logique de s'adresser à la fragmentation, lorsque les tractions n'ont pas suffi, puisque la tumeur est relativement assez accessible à la main de l'accoucheur. La tumeur, dans ces conditions, se présente, somme toute, comme une tête *qui vient la dernière*, et dont l'extraction, ne pouvant pas se faire par les moyens ordinaires, est obtenue par la fragmentation qui amène la réduction nécessaire au passage de l'extrémité céphalique. En était-il de même dans le cas que nous venons d'observer ? Évidemment non, puisque cette énorme tumeur, qui avait empêché l'évolution fœtale de se faire pendant les manœuvres de la version, était restée dans la fosse iliaque gauche et dans le flanc du même côté, et, par conséquent, très difficilement accessible. D'où la nécessité d'une embryotomie. L'auteur du récent article DYSTOCIE du *Dictionnaire encyclopédique des sciences médicales*, à qui j'ai communiqué cette observation qu'il a pris la peine d'insérer, la fait suivre de la réflexion suivante : « On aurait pu, « dit-il, à la rigueur, soit avec de forts ciseaux, soit avec « l'écraseur Chassaignac, enlever l'obstacle formé par la « tumeur. » Et d'abord, comment, à une pareille hauteur dans le bassin, eût-on pu entourer avec une chaîne à écraseur un pédicule qui n'existait pas ? Il est vrai que dans l'opération de Guibout, déjà citée, et que l'auteur en question ne mentionne pas, sans doute, pour abréger son texte, Michon réussit à contourner la tumeur au moyen de lacs, et grâce à des tractions opérées sur les deux chefs de ces lacs, et sur les membres inférieurs, l'extraction put être faite. Mais Guibout a bien soin de faire remarquer qu'il s'agissait d'une présentation de siège, et que la tumeur était pédiculée. En second lieu, autre chose est de manœuvrer sur une partie fœtale placée en plein dans l'axe pelvien, autre chose est d'aller saisir une partie située en dehors de cet axe, à la hauteur du flanc ou de la fosse iliaque. Au point de vue moral, d'ailleurs, M. Fochier était encore autorisé à faire l'embryotomie, car, sans parler de l'absence de bruits du cœur et des mouvements du fœtus, la fragilité extrême des membres inférieurs, qui furent cassés par deux mains différentes, donnait la certitude de la mort de l'enfant. Et puis cette région incurvée qui se présente enfin au doigt de l'opérateur après tant de manœuvres infructueuses, région sur la concavité de laquelle il réussit à placer d'abord un doigt, puis un crochet, n'était-elle pas l'endroit où devait porter la section des parties fœtales devenue nécessaire pour terminer l'accouchement ? La morale et les règles d'une bonne dystocie n'ont-elles pas été ainsi sauvegardées?

INDEX BIBLIOGRAPHIQUE.

Bouchacourt. *Dict. enc. sciences médicales*, art. DYSTOCIE.
Charpentier. *Traité d'accouchement.*
Duplay. *Archives de médecine*, 1868.
Guibout. *Gaz. heb.*, 1857.
Hergott. Thèse d'agrégation, 1878.
Hyvert. *Lyon Médical*, 1873.
Joulin. *Traité d'accouchement.*
Molk. Thèse de doctorat, Strasbourg, 1868.
Monod et Brissaud. *Progrès médical*, 1877.
Monod. Société anat. Avril 1877.
C. Paul. *Archives médicales*, 1862.
Playfair. *Traité d'accouchement.*
De Soyre. *Archives de tocologie*, 1874.
Veling. Thèse doctorat, Strasbourg, 1846.

www.ingramcontent.com/pod-product-compliance
Ingram Content Group UK Ltd.
Pitfield, Milton Keynes, MK11 3LW, UK
UKHW020500220726
13923UKWH00006B/2670

9 782019 284152